AF590603

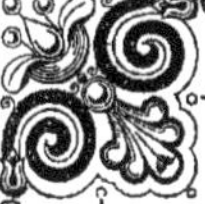
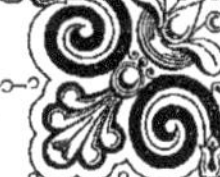

IMMORTALITÉ DU SANG.

MÉMOIRE

SUR L'EAU RÉGÉNÉRATRICE ET CONSERVATRICE DU SANG

DITE

EAU HÉMOSTATIQUE ET ANTISCORBUTIQUE

SUIVI DE QUESTIONS RELATIVES AUX USAGES ET PROPRIÉTÉS DE CETTE EAU

Présenté à MM. les Membres de l'Institut

PAR L'INVENTEUR **P. BROCCHIERI**, NAPOLITAIN.

A l'œuvre on connaît l'artisan. (La Fontaine).

IMPRIMERIE DE GUSTAVE GRATIOT

11, RUE DE LA MONNAIE.

Immortalité du sang.

MÉMOIRE

SUR L'EAU RÉGÉNÉRATRICE ET CONSERVATRICE DU SANG

DITE EAU HÉMOSTATIQUE ET ANTISCORBUTIQUE

SUIVI DE QUESTIONS RELATIVES AUX USAGES ET PROPRIÉTÉS DE CETTE EAU,

Présenté à MM. les Membres de l'Institut

PAR L'INVENTEUR P. BROCCHIERI, NAPOLITAIN.

A l'œuvre on connaît l'artisan. (La Fontaine.)

Dès qu'une idée nouvelle est apparue à l'horizon des connaissances humaines, elle a toujours été accueillie à son aurore et simultanément par l'enthousiasme exagéré et souvent irraisonnable des uns, et par le doute ironique, le dédain jaloux ou l'incrédulité stupide des autres.

Rarement le public se donne la peine de réfléchir et d'examiner avec attention avant de porter ses jugements. Il approuve d'abord ou condamne avec une légèreté profondément aveugle, et aussi inconstant qu'absolu dans ses opinions et dans ses goûts les plus divers, il passe avec une merveilleuse vivacité du blanc au noir, de l'éloge au blâme, de la confiance au soupçon, selon le vent toujours changeant de ses caprices et de son humeur.

Il ne faut donc pas être étonné s'il existe à propos de la découverte

1848

qui fait l'objet de cette notice des opinions diamétralement opposées. Il n'y a que les nouveautés sans importance et sans valeur qui poursuivent paisiblement, sans bruit, sans contradictions et sans orages la courte carrière où l'indifférence publique les frappe d'un coup promptement mortel.

Très peu de questions scientifiques, en effet, touchent à des intérêts aussi élevés, aussi sérieux, aussi multipliés, aussi essentiels et aussi féconds en résultats matériels et moraux que celle dont j'ai l'honneur de soumettre la solution à l'examen de l'illustre Académie dont les sentences sont des lois pour l'univers savant, et qui s'est toujours fait un devoir d'aider de ses conseils, d'éclairer des lumières de sa haute expérience, d'encourager de sa protection les travaux de quiconque a réclamé son assistance et son coucours.

C'est donc avec une confiance sans réserve que j'offre à messieurs les membres de l'Académie des Sciences le compte-rendu des recherches auxquelles je me suis livré pendant de longues années, et dont les résultats ont dépassé, je puis le dire, mes plus ambitieuses espérances.

Si je pouvais oublier un instant que j'ai l'honneur d'être en présence d'une aussi docte et aussi sage assemblée, je croirais utile de solliciter sa bienveillance et son attention, et de la supplier de ne se point récrier tout d'abord, quelque extraordinaires que puissent paraître les phénomènes dont je la vais entretenir.

Mais je n'ai heureusement à craindre ici ni une coupable et dédaigneuse précipitation, ni une jalouse rivalité qui procéderait au meurtre de mes idées par le silence. L'Académie, j'en suis sûr, écoutera mes explications avec patience et recueillement, elle jugera les faits exposés sous ses yeux avec l'impartialité sévère, la haute raison et le tact exquis qui ont fondé sa glorieuse et antique renommée, et qu'elle a coutume d'apporter dans toutes ses décisions.

Dès l'époque la plus reculée, comme de nos jours, le sang a été l'objet des plus opiniâtres études, et le nombre des expériences auxquelles se sont livrés les savants de tous les pays et de tous les siècles pour tâcher de découvrir la nature de ce liquide précieux, est aussi immense que les procédés mis en usage sont ingénieux et variés. Et cette curiosité obstinée et incessante est bien excusable et bien justifiée par l'importance du rôle que le sang remplit dans l'existence de tous les animaux. Il ne faut pas se borner à dire que le sang est indispensable à l'exécution des fonctions vitales ; ce serait restreindre et affaiblir par l'expression la toute-puissante influence de ce miraculeux agent. Il faut dire que *le sang est la vie elle-même*, LA VIE TOUT ENTIÈRE.

Si le cerveau est le centre des sensations, ces sensations ne sont pas primitives, spontanées ; elles ne sont mises en jeu qu'à l'aide d'un agent qui les excite, les éveille, leur donne à elles-mêmes le mouvement et la vie. Or, cet agent, ce moteur vivifiant c'est le sang. Privé du secours de la circulation, le cerveau demeure insensible (comme on le voit dans la syncope), il est inerte, il est mort ; il est comme la poudre que l'étincelle n'a pas encore enfulminée.

Pourquoi a-t-on placé dans le cœur le siége des passions, bonnes ou mauvaises ? c'est que le cœur est le laboratoire de la circulation, c'est-à-dire le foyer de l'existence. On a coutume de dire chez tous les peuples : j'aime de tout mon cœur ; je hais de tout mon cœur !.... cela signifie de tout mon sang ou de toute la puissance vitale de mon être. Oui, c'est dans le sang qu'est l'amour, c'est dans le sang qu'est la haine ; c'est dans le sang qu'est le crime et la vertu, l'héroïsme et la faiblesse, le génie et la sottise, la santé et la maladie, l'existence et la mort.

Qu'une fièvre ardente mette en agitation le liquide vivificateur, aussitôt une activité insolite, prodigieuse, se manifeste dans toute l'habitude du fébricitant; la puissance imaginative de son cerveau est décuplée, les conceptions les plus hardies surgissent comme une flamme dans sa tête brûlante, elles s'y succèdent avec une abondance et une rapidité qui produisent cette confusion mentale portée parfois jusqu'au délire, jusqu'à la mort même, si ce délire monte ou se prolonge au-delà de certaines limites que la faiblesse humaine est incapable de franchir. Toute l'énergie humaine est dans le sang, et c'était un usage dans les armées romaines de saigner les soldats en signe de mépris et en punition de certaines fautes.

Le plus sublime effort de dévouement que puisse s'imposer une grande âme, c'est de verser son sang pour le salut d'un être cher ou d'une cause sacrée; et qui l'offre en holocauste à sa patrie, s'élève au faîte de la gloire et de l'héroïsme.

Les sacrifices sanglants ont été en pratique dans toutes les religions; les prêtres l'ont répandu en l'honneur de toutes les divinités, comme l'hommage le plus digne de leur toute-puissance. Et le Dieu jaloux, dans le culte dont il dicta les lois et l'étiquette à Moïse, se réserva pour sa part exclusive le sang des victimes.

Abel consacrait au Seigneur le sang de ses agneaux, et cette offrande était plus agréable au Très-Haut que les frugales oblations de son envieux frère. Quand Dieu appela à son tribunal ce premier meurtrier du monde, il l'interpella par ces propres paroles : Caïn! LE SANG de ton frère Abel a crié jusqu'à moi...

C'est le sang de Jésus-Christ, le sang de l'agneau sans tache que le prêtre offre chaque jour sur nos autels en expiation; et c'est au prix de ce divin sang, versé sur la croix du Calvaire, qu'a été payée la rédemption de la race humaine.

Dès que le peuple est malade ou souffrant, il accuse le sang d'être la cause de son malaise; c'est à son altération qu'il attribue celle de sa santé. Cette conviction populaire est, dans la plupart des cas, l'expression instinctive de la vérité.

Du reste, la saignée a figuré longtemps et figure encore au premier degré parmi les moyens thérapeutiques, et les remèdes destinés à purifier le sang ou à le régénérer ont encombré les formulaires de tous les temps.

Un grand nombre d'animaux (hématophages) se contentent, pour toute nourriture, de sucer le sang de leurs victimes dont ils s'abreuvent avec délices; tous dévorent leur proie gorgée de sang. L'homme seul saigne la plupart des animaux avant de les employer à sa subsistance; mais nous préparons certains mets avec le sang même de plusieurs espèces, et celui du porc particulièrement entre pour une assez forte proportion dans le régime alimentaire des populations européennes.

Les arts, les sciences et l'industrie n'ont pas non plus été paresseux pour tirer profit de ce générateur universel.

Envisagé à ce point de vue, qui est le véritable, le sang tient donc le premier rang parmi les nombreux matériaux qui constituent le règne animal; et le rôle suprême qu'il occupe dans toutes les vicissitudes de l'existence de l'homme et de sa santé explique assez la persévérance et l'immensité des investigations dont il a été l'objet.

Mais une grande difficulté, une difficulté jusqu'ici insurmontable, s'opposait au succès de ces travaux. J'entends par là sa corruptibilité si prompte, surtout pendant les ardeurs de l'été.

J'ai enfin découvert un agent qui s'oppose complétement à la corruption, à la décomposition du sang; qui le maintient *indéfiniment, perpétuellement* dans son état *liquide, normal* et VITAL !!! Je ne dis rien de trop, et ces trois termes ne sont que la juste expression des faits dont j'ai la preuve à joindre à l'appui de mon assertion.

On a souvent dit : *J'ai trouvé* la pierre philosophale, le mouvement perpétuel, la quadrature du cercle! Mais le charlatanisme de ces rêveries s'est toujours promptement révélé devant l'impuissance des faits, l'absence de toute démonstration sérieuse.

Bien des imposteurs ont aussi prétendu à la gloire de la découverte que je proclame; mais leurs vaines promesses ont éprouvé le sort réservé à toutes les fourberies soumises à l'épreuve décisive de l'examen.

Ce n'est point ici le lieu de mettre en regard les travaux de mes devanciers et le fruit de leurs recherches avec le résultat de mes propres expériences. Je ne dois aujourd'hui entretenir l'Académie que des découvertes auxquelles je suis parvenu, et je réserve pour une prochaine publication l'exposé complet de mes théories et des moyens à l'aide desquels j'ai pu me procurer les remarquables produits dont les échantillons attestent la réalité de la manière la plus positive et la moins contestable.

Je ne ferai pas à l'Académie l'injure de supposer qu'elle ignore l'existence de l'eau *hémostatique et antiscorbutique* connue dans le public sous le nom d'*Eau Brocchieri*. Outre que j'ai déjà, dans plusieurs précédents mémoires, entretenu l'Académie des propriétés de cette eau, l'usage en est aujourd'hui tellement répandu dans tous les pays, même les plus éloignés, que son nom seul rappelle aussitôt à la mémoire au moins le souvenir de ses plus vulgaires propriétés.

Il n'y a pas un seul abattoir de Paris où l'*Eau Brocchieri* ne soit journellement employée pour guérir presque instantanément des blessures contre lesquelles les ressources chirurgicales ordinaires agissent toujours avec une efficacité incomparablement plus lente, et dont l'impuissance absolue a été plus d'une fois éprouvée.

Ainsi, avec l'emploi de l'*Eau Brocchieri*, suppression des opérations chirurgicales et des douleurs et dangers qui les accompagnent constamment; plus d'inflammation ni de suppuration des plaies, plus de gangrène. Les ligatures même ou la torsion tant vantée des vaisseaux désormais inutiles, sans qu'aucun cas d'hémorragie se présente jamais, grâce à l'action hémostatique de cette composition.

Mais c'est vers un autre ordre d'essais et de résultats que je me propose d'attirer les méditations de l'Académie. J'ai dit plus haut et je répète que, par l'emploi de l'eau conservatrice et régénératrice du sang, je maintiens cette substance, pendant un laps de temps indéfini, dans son état *liquide, normal* et VITAL.

Je dirai de plus, qu'à l'aide du même agent, j'amène le sang liquide à l'état solide ou de cristallisation en lui conservant, sous cette forme, une incorruptibilité indéfinie, avec la faculté de lui rendre, à volonté, sa forme liquide première, ainsi que toutes les propriétés dont il jouissait précédemment, sans excepter *le mouvement de ses globules,* c'est-à-dire la puissance circulatoire, c'est-à-dire LA VIE !

Un des chimistes les plus illustres de notre époque a produit dans la société des hommes savants une sensation générale et méritée, quand il a mis au jour un fait dont l'importance scientifique était bien de nature à impressionner vivement tous les esprits. Oui, c'était un résultat digne d'attention que signalait M. Dumas à l'Institut, et que relatait la *Gazette des Hôpitaux*, dans son numéro du 28 septembre 1846. Par l'effet d'un mélange de solution de sulfate de soude et d'un filtrage, il est parvenu à conserver le sang dans l'état de liquéfaction avec agitation de ses globules. Mais, au terme d'un espace de temps très court, l'action du sulfate de soude n'a plus lieu, et, selon l'expression même du savant professeur, *les globules du sang subissent la condition de leur exiguité, cessent d'être, et reprennent dans le temps le rang qu'ils occupaient dans l'espace.* En d'autres termes, ils se trouvent réduits à zéro, ils sont anéantis par la décomposition et la corruption.

Bien loin de chercher à affaiblir en rien le mérite de la découverte de M. Dumas, je m'empresse, au contraire, de déclarer qu'elle est encore au-dessus de l'enthousiasme qu'elle a excité.

Mais chaque labeur doit être apprécié à son juste prix; et quelque respect qu'un nom célèbre puisse imposer, la science ne doit se laisser séduire par l'éclat d'aucune renommée, si brillante et si légitime qu'elle puisse être. Or, peut-être ne s'écarterait-on pas trop de l'exacte vérité, si l'on avançait que c'est à l'oxigénation qui s'opère durant l'opération du battage qu'est dû le succès du procédé de M. Dumas; succès éphémère au surplus, et qui ne parvient à garantir de la putréfaction (pendant vingt-quatre heures à peine) qu'une partie seulement des matériaux qui entrent dans la composition du sang. Les autres parties sont sacrifiées, et par conséquent, bien loin de conserver *le sang*, comme je le fais, dans son état naturel et dans son intégralité, le procédé de M. Dumas l'altère et le décompose immédiatement.

j'ajouterai que si un tel fait a justement attiré l'admiration du monde savant, les faits bien autrement extraordinaires dont j'annonce l'existence doivent, bien plus justement encore, diriger sur eux et sur leur auteur les regards et la sollicitude de l'Académie.

M. Dumas est parvenu à conserver *quelques-uns des éléments* du sang à l'état liquide *pendant quelques heures;* moi, je conserve le sang *intact, indécomposé, complet* à l'état liquide *pendant des mois en-*

tiers, pendant des années, TOUJOURS!! Au bout de quelques heures, *la partie extraite du sang*, traitée par le procédé de M. Dumas, subit un mouvement de décomposition qui la conduit promptement à la putréfaction ; en sorte que ces phénomènes naturels et ordinaires ne sont que retardés, et retardés pendant un laps de temps trop court pour qu'il soit possible au physiologiste d'en tirer parti pour l'explication des mystères de l'hémoscopie.

Je borne ici ce parallèle, et j'invoque le jugement de M. Dumas lui-même. Or, jusqu'à ce qu'il soit établi que mes assertions sont mensongères et frauduleuses, la supériorité de mon procédé et de ses résultats est telle que je croirais abuser de la patience de l'Académie si j'insistais davantage pour essayer de l'établir.

Mais pour que rien ne manque à la démonstration et à l'évidence des faits que j'ai cités, j'appuie mes paroles sur des pièces à conviction dont voici le tableau.

ÉCHANTILLONS

DU SANG CONSERVÉ A L'ÉTAT LIQUIDE AU MOYEN DE L'EAU HÉMOSTATIQUE.

Sang humain.

1° Garçon en bas âge,
2° Fille id.
3° Homme (âge adulte)
4° Femme id.
5° Homme (70 ans)
6° Femme id.
} jouissant d'une bonne santé

7° Le sang d'individus d'âges pareils, mais atteints d'affections scorbutiques et syphilitiques et de phthisie pulmonaire.

Aux flacons qui contiennent les échantillons ci-dessus, je joins des flacons remplis de l'urine des mêmes individus, conservée par le même procédé.

Sang d'animaux.

1° De taureau.
2° De bœuf.
3° De vache.
4° De veau.
5° De porc.
6° De truie.
7° De bélier.
8° De mouton.
9° De brebis.
10° D'agneau.
11° De bouc.
12° De chèvre.
13° De chevreau.
14° De cheval.
15° De jument.
16° De poulain.
17° De pouliche,
18° De mulet.
19° De mule.
20° D'âne.
21° D'ânesse.
22° D'ânon.
23° De chien.
24° De chienne.
25° De sanglier.
26° De laie.
27° De marcassin.
28° De lièvre.
29° De hase.
30° De levraut.
31° De lapin.
32° De lapine.
33° De cerf.
34° De biche.
35° De chevreuil.
36° De chevrette.
37° De daim.
38° De loup.
39° De louve.
40° De louveteau.
41° De renard.
42° De chacal.

Cette collection, déjà nombreuse, sera complétée incessamment et enrichie du sang des animaux féroces, des oiseaux, des poissons et des reptiles, que je m'occupe de rassembler.

A côté des échantillons du sang à l'état liquide, je place ceux de quelques espèces à l'état solide ou de cristallisation. Voici la liste des animaux qui les ont fournis : 1° le mouton ; 2° la vache ; 3° le bœuf ; 4° le taureau ; 5° le veau ; 6° le porc.

En jetant seulement un coup d'œil sur les flacons qui contiennent le sang humain extrait d'individus d'âges divers, et affectés des maladies que nous avons citées, on est tout d'abord frappé de la différence qui existe dans la couleur de ce même liquide recueilli dans des circonstances qui ne sont pas les mêmes, et la quantité variable de fibrine qui forme un précipité au fond du vase n'est pas moins appréciable par la diversité de ses proportions.

L'Académie comprendra qu'il n'était pas facile de se procurer, pour les expériences auxquelles je me suis livré, du sang appartenant à chaque genre des nombreuses maladies auxquelles l'espèce humaine est sujette. Mais comme je ne recule ni devant les difficultés les plus graves, ni devant les sacrifices coûteux, je serai bientôt en mesure, je l'espère, d'augmenter considérablement la partie nosologique de ma collection, et, très prochainement, j'y ajouterai du sang de cholériques, de pestiférés et d'hydrophobes.

Jusqu'à ce jour l'hémorrhoscopie a marché bien lentement dans la voie des progrès, ou, pour mieux dire, elle n'a pas fait un pas en avant depuis l'application du microscope à ce genre d'observations ; et je doute que l'œil le plus exercé du plus habile hémorrhoscope soit assez subtil pour distinguer, à l'aide du plus parfait instrument d'optique, ni l'âge, ni le sexe du sujet qui aura fourni le sang soumis à l'analyse microscopique. Par mon procédé, les sexes, les âges sont distincts ; les espèces, les races se décèlent, et le sang humain est aussi facile à reconnaître entre le sang des bêtes, que le sublime visage de l'homme lui-même parmi les têtes inclinées des troupeaux qu'il engraisse pour sa nourriture.

En parcourant le tableau qui précède, l'Académie aura remarqué, non seulement la variété de la collection que je travaille sans cesse à compléter, et que j'ai l'honneur de tenir à sa disposition, étant tout prêt à la déposer entre les mains de la commission que l'Académie voudra bien désigner pour la recevoir et l'examiner; mais surtout la multiplicité et la gravité des applications que j'ai tirées de ma découverte.

La seule conservation du sang à l'état liquide, indéfiniment prolongée, constituerait déjà un progrès assez intéressant. Mais distinguer, à l'aide de l'*Eau Brocchieri*, le sexe, l'âge, l'état de pureté ou d'altération du sang; séparer de ce liquide les virus et autres germes d'impuretés quelconques dont il peut être mélangé; mesurer la richesse du sang et jauger avec exactitude la quantité de fibrine ou de sérum qu'il contient; distinguer les diverses espèces d'animaux auxquelles il a été soustrait; désigner, sans erreur, les races bâtardes ou croisées et les races franches et pures, il me semble que ce sont là des conquêtes scientifiques dont la nouveauté et l'importance n'ont pas besoin de commentaires.

La solidification du sang n'est pas un phénomène moins curieux, et les avantages que l'industrie et l'économie politique doivent retirer de ce nouveau produit chimique sont assez considérables et faciles à prévoir.

Comme je ne puis pas mettre en doute le désir qu'éprouve l'Académie de s'assurer de la véracité de faits aussi extraordinaires que ceux dont j'assume sans inquiétude la responsabilité, et dont les épreuves souvent répétées ont déjà fixé l'opinion publique, tant en France que dans la plupart des pays étrangers, je prends la liberté de soumettre à la décision de messieurs les Membres de l'Institut la série suivante de propositions dont il serait superflu de lui signaler les fructueuses conséquences.

1° Le sang, préparé d'après le procédé Brocchieri, se conserve-t-il indéfiniment dans son état normal et à l'abri de toute espèce de fermentation, putréfaction, décomposition et altération ?

2° Peut-on, à l'aide de cette préparation, distinguer et reconnaître le sang d'un individu malade et celui d'un individu à l'état de santé ?

3° Peut-on préciser les sexes et les différents âges de la vie ?

4° Peut-on s'assurer de la pureté des races ou démêler leur croisement ?

5° Peut-on mesurer avec exactitude la quantité de fibrine, de sérum, de matière colorante et des autres substances élémentaires contenues dans le liquide en proportions variables, selon l'espèce et l'état normal ou pathologique du sujet dont il provient ? Ne peut-on pas aussi évaluer la pesanteur spécifique de chacun de ces éléments et en comparer les variations selon le cas de santé ou de maladie, selon l'âge, le sexe ou la race du sujet qui l'aura fourni ?

6° Le pus, ainsi que tous autres produits ou sécrétions morbifiques, n'éprouve-t-il pas, comme le sang, l'influence de l'*Eau Brocchieri*, et le sang auquel on incorpore ces matières n'en est-il pas immédiatement affranchi et séparé ?

7° L'*Eau Brocchieri* ne dissout-elle pas les caillots de sang, quelque part et en quelque quantité ou proportion qu'ils se rencontrent, et la circulation n'est-elle pas, par ce fait, subitement et complétement rétablie ?

8° Le sang, qui reprend ainsi son cours et sa liquidité, n'est-il pas, au contraire, amené à l'état solide ou de cristallisation par l'emploi convenablement opéré de l'*Eau Brocchieri*, et, sous cette forme, n'est-il pas également incorruptible indéfiniment, propre à être transporté en tout lieu et en toute saison, pour toute sorte d'usages; et ne retourne-t-il pas à volonté à l'état liquide, sans avoir rien perdu de ses propriétés naturelles?

Dans le cas où la démonstration de ces huit propositions se trouverait confirmée par l'examen auquel je supplie l'Institut de se livrer, ne lui paraîtrait-il pas juste et utile, tant sous le point de vue scientifique que sous celui des intérêts de l'humanité, de consentir à m'accorder les moyens de propager et d'étendre la connaissance des avantages que procure l'usage de l'eau dont je suis l'inventeur, et qui opère des phénomènes aussi étonnants que ceux dont je viens de dresser la liste?

Pour arriver à ce résultat philanthropique, il faudrait donc que l'Institut se hâtât de nommer une commission qui, sans perdre de temps, se mettrait à l'œuvre et se livrerait aux épreuves que je réclame et qui ne peuvent manquer d'édifier l'Académie et de la fixer sur le degré de confiance qu'elle doit accorder à mes assertions.

Cette commission aurait alors à s'occuper de savoir s'il ne serait pas à propos et possible d'essayer le mode d'action de mon eau sur le sang vicié de certains malades, tels, par exemple, que des individus atteints d'affection scorbutique, de phthisie pulmonaire ou de syphilis, et de voir si, comme je l'affirme, le virus ou la matière morbifique (quel que soit le nom qu'on lui assigne) qui altère le sang dans ces maladies, n'est pas immédiatement éliminé, et si énergiquement éliminé, que le sang récupère aussitôt toutes les qualités qui le constituent à l'état normal.

La commission pourrait encore essayer si, dans les cas de fièvre intermittente ou pernicieuse, l'*Eau Brocchieri* n'est pas propre à remplacer avec avantage le sulfate de quinine et les autres fébrifuges en usage.

Elle aurait à décider si, en écartant les races bâtardes dans le croisement des espèces d'animaux domestiques, on ne réussirait pas à produire une amélioration heureuse et durable des races pures.

Elle constaterait si, par sa propriété dissolvante, l'*Eau Brocchieri* n'est pas de nature à guérir radicalement les palpitations dues généralement à la présence de caillots qui s'opposent à la libre circulation du sang, et si les tumeurs anévrismales ne disparaîtraient point par l'emploi du même moyen.

Elle apprécierait si la résorption purulente qui accompagne la plupart des opérations chirurgicales ne serait pas, de la sorte, efficacement combattue.

Elle jugerait si, dans l'intérêt de l'hygiène publique et de l'alimentation, il ne serait pas digne d'une police éclairée et libérale de conserver, par le procédé de la cristallisation, cette masse énorme de sang épanché chaque jour en pure perte dans les abattoirs, et qui, dans la saison caniculaire, devient, pour la plupart des lieux habités, un foyer d'infection pestilentielle et une cause redoutable et incessante de maladies.

Elle aurait soin, par conséquent, d'examiner si la santé publique et si l'intérêt des classes laborieuses et pauvres ne trouveraient pas leur compte et leur profit à voir convertir en matière alimentaire, par la cristallisation, le sang qui, aujourd'hui, est sans usage et se répand, sans profit, sur le sol par millions de kilogrammes.

Je soumettrai encore une question d'un autre genre à la sagacité et au patriotisme de l'Académie. J'ai conçu le dessein de former une collection qui n'a pas de modèle et dont personne n'a pu concevoir la pensée avant l'invention de l'*Eau conservatrice du sang*.

Je prétends réunir et conserver un échantillon du sang de tous les personnages illustres qui éprouveront le désir de léguer à la postérité une partie impérissable et, pour ainsi dire, toujours vivante d'eux-mêmes.

La peinture ne retrace qu'une image insensible et trompeuse de ceux dont elle perpétue la mémoire; et si un fils, une mère, un ami considèrent avec bonheur la vaine copie des traits qui leur ont été chers, avec combien plus de délices encore sera conservée la précieuse liqueur qui circula jadis dans les artères de l'être regretté; qui, du sein maternel jusqu'à l'heure du tombeau, produisit tous les battements de son cœur; qui causa toutes ses émotions, tous ses plaisirs et tous ses chagrins, toutes ses joies et tous ses tourments, toutes ses craintes et toutes ses espérances; qui enfanta toutes ses pensées, qui répandit mille fois sur son front rayonnant l'expression visible de ses sensations les plus intimes, et qui, dans le repos d'un sommeil sans bornes, recèle encore, comme un sacré dépôt, l'énigme impénétrable et le ressort brisé de son existence.

Avec quel intérêt ne visiterait-on pas, dans une des galeries de Versailles, par exemple, les urnes renfermant le sang des illustres capitaines, des hommes d'État, des poëtes, des savants, des artistes, des bienfaiteurs de l'humanité! Ce musée vivant des gloires de la patrie compléterait dignement celui que les arts ont déjà embelli, et que l'Europe envie à la France. On prise un autographe, on recherche, on achète à prix d'or le moindre objet qui ait été à l'usage d'un homme célèbre, et trop souvent la crédulité publique est, en ceci, ridiculement abusée.

L'authenticité de ces glorieuses reliques, placées sous la sauvegarde de la vénération nationale, ne serait point exposée à l'ombre d'un doute, et cette légende historique d'un nouveau genre, dans laquelle l'Académie des Sciences aurait à contribuer pour une si large part, ne serait pas la moins intéressante des merveilles de la civilisation.

De peur de fatiguer la patience de l'Institut, je bornerai ici mon travail, et je réserverai le développement de certaines idées pour un autre moment, lorsque le jury, dont j'attends avec impatience la convocation, aura répondu aux questions que je viens d'avoir l'honneur de proposer à l'Académie.

Il y a déjà plus de trois mois que j'avais pris la liberté d'adresser à M. l'ex-doyen de l'École de Médecine un exposé sur lequel j'espérais que l'illustre professeur aurait la bonté de fixer son attention. J'ai eu le malheur apparemment de ne pas savoir répandre sur ce travail assez d'intérêt pour provoquer la critique de l'habile toxicologue; car mon Mémoire, malgré toutes mes réclamations, est encore aujourd'hui sans réponse. La même fatalité m'a privé de l'avantage de connaître l'opinion de M. Dumas touchant ma découverte et mes expériences. Mon savant rival a gardé, à mon égard, un silence que la modestie me défend de considérer comme une approbation tacite, mais qui, très certainement, n'est dû ni à aucun motif d'une jalousie impossible, ni au mépris immérité de mes travaux. Sans doute, c'est au nombre prodigieux des occupations de l'infatigable professeur qu'il faut attribuer l'inaction dont je regrette la prolongation désespérante.

Les savants des pays étrangers ont évidemment plus de loisir que les nôtres, ou bien ils emploient pour l'expédition de leurs travaux une méthode plus expéditive; car la Société médicale de Londres, que j'ai saisie de la question qui fait l'objet de ce Mémoire, il y a un mois tout au plus, m'a déjà fait l'honneur de m'accuser réception de cet envoi, et elle m'annonce, dans les termes les plus bienveillants, que l'importance des faits dont je l'ai entretenue a déjà éveillé toute sa sollicitude, et qu'une commission a été tirée de son sein pour s'occuper, sans désemparer, de l'examen attentif des travaux que je lui ai présentés.

POST-SCRIPTUM.

Je demande à l'Académie la permission d'ajouter un dernier mot. L'impuissance de remédier à la lésion des vaisseaux artériels ou veineux, autrement que par la ligature et la torsion, est un fait malheureusement bien établi; la science l'enseigne et le déclare formellement, et, au grand préjudice du l'humanité, tous les efforts des plus habiles praticiens ne sont pas encore parvenus à tirer cette partie de l'art chirurgical de l'ornière où il se traîne depuis la découverte d'Ambroise Paré. L'*Eau Brocchieri* ouvre au traitement des plaies artérielles un champ nouveau; elle donne à l'effrayant aphorisme des successeurs de Paré un démenti complet et consolant.

Si, du moins, la guérison résultait habituellement de l'emploi de ces douloureuses opérations! Mais les malades succombent dans le plus grand nombre des cas, et, s'ils résistent, le sort qui les menace n'est pas fort séduisant; ils perdent pour toujours l'usage du membre lésé dont le canal sanguin a reçu les secours chirurgicaux. Tel est l'avantage auquel se borne la puissance de l'art aujourd'hui. Et pourtant l'éloquence des partisans de la torsion et celle des défenseurs de la ligature ne sont pas restées sans récompense; l'une et l'autre ont, sans reproche, bénéficié bel et bien des primes dont le total représente un capital assez honnête et assez rond.

L'Académie refusera-t-elle de se convaincre qu'il existe un moyen immanquable d'arrêter, comme par enchantement, les hémorragies les plus graves, celles qui succèdent à la rupture des plus gros vaisseaux, soit veineux, soit artériels, sans le secours d'aucune ligature ni torsion, sans l'emploi d'aucune opération chirurgicale? Et ces faits, dont l'Institut peut s'assurer si aisément, ont été répétés tant de milliers de fois, et dans des circonstances tellement solennelles, que toute la difficulté consiste à choisir entre un si grand nombre. Je me bornerai à citer les quatre suivants :

1° *L'Écho français*, dans son numéro du 12 avril 1845, après avoir invité les chirurgiens militaires à s'éclairer, par des expériences, sur le mérite de l'*Eau Brocchieri* dans les cas d'hémorragies et de plaies artérielles, ajoute : « Toute artère coupée, ouverte ou déchirée, étant soumise à l'action de l'*Eau Brocchieri*, produit des éléments réparateurs sous la forme de petits anneaux qui s'entrecroisent mutuellement. Il se détermine alors une décomposition de globules sanguins et une composition de fausses membranes, nées sur des tissus, en vertu des éléments fournis par la tunique artérielle elle-même dont la nuance se décolore.

« Ces fausses membranes deviennent, par l'influence de l'*Eau Brocchieri*, si solides et si épaisses que, pour les reconnaître, il faut employer de nouveau le bistouri. Elles se forment par petites couches à l'extrémité du tronc artériel ouvert ou déchiré. Ces couches de fausses membranes, produites par le sang et par l'action chimique de l'*Eau Brocchieri*, se combinent avec la substance que fournit la tunique artérielle (très riche en cette matière), et régénèrent, de la sorte, les vaisseaux artériels.

« Cette opération mystérieuse, qui échappe à toute théorie, mais dont l'existence est incontestable, offre les avantages suivants : Elle a lieu, 1° sans interrompre ni gêner en rien la circulation du sang; 2° sans qu'aucun caillot vienne boucher ou obstruer l'intérieur de l'artère; 3° sans que le calibre de l'artère cesse d'être dans son état normal; 4° sans que la moindre suppuration se déclare; 5° enfin sans qu'aucun appareil permanent soit nécessaire à la guérison, etc. »

2° En présence d'une commission présidée par M. le professeur Fouquier, médecin de l'ex-roi, on couvrit, avec un tampon imbibé d'*Eau Brocchieri*, une carotide incisée. Après vingt minutes, le tampon fut enlevé, et la cicatrisation de la plaie artérielle était complète. A peine le tampon était-il taché de sang, et l'infiltration qu'avait produite la compression se trouvait aussi complétement effacée, tant est efficace, prompt et énergique l'effet hémostatisant de l'*Eau Brocchieri*. En présence de la même réunion, on essaya d'obtenir les mêmes résultats par les procédés de la ligature et de la torsion; *tous les animaux soumis à l'expérience ont péri pendant l'opération*. L'Académie trouvera tous les détails de cette séance, qui a eu lieu le 5 décembre 1839, dans *la Gazette des Hôpitaux* du 25 janvier suivant.

3° On lit dans les journaux yacatiques un cas de guérison miraculeuse : « Un homme, ayant voulu se suicider, S'ÉTAIT COUPÉ L'ARTÈRE CAROTIDE PRESQUE EN ENTIER. L'application de l'*Eau Brocchieri* a cicatrisé la plaie, et le blessé a été sauvé. » Qu'eût fait la chirurgie en cas pareil?

A la suite d'un fait si merveilleux, le congrès de l'Yacatan a rendu un décret solennel qui admet en franchise l'importation de l'*Eau Brocchieri*, si connue dans tous les pays civilisés par ses propriétés hémostatiques. (*Voir la Gazette du 19° siècle.*)

4° Tous les abattoirs de Paris sont pourvus d'une provision d'*Eau Brocchieri*, et, depuis plus de cinq ans, cette eau est le seul remède employé dans les cas d'accidents qui se renouvellent chaque jour en grand nombre, et dont quelques-uns ont une gravité que la chirurgie déclare constamment mortels. Toutes ces blessures ont été guéries, et en très peu de temps, par l'*Eau Brocchieri*. Les faits sont ici par milliers. Des registres, tenus avec le plus grand soin, conservent les noms des garçons et maîtres bouchers blessés, le genre d'accident, le temps qu'a exigé le traitement, *toujours suivi de guérison*.

M. le lieutenant-général Préval, ayant voulu s'assurer de l'exactitude des effets extraordinaires de l'*Eau Brocchieri* qu'il avait entendu citer, s'adressa à M. Bizet, conservateur des abattoirs de Paris. Nous n'extrairons que ce passage de la correspondance de ces messieurs :

. . . .

« Ce fut en 1840 que M. Brocchieri me fut recommandé. Peu crédule par tempérament, j'entendis de grandes merveilles proclamées, mais qui ne me touchèrent point. Je voulus voir, de mes yeux voir, ce que l'Eau pouvait produire; en conséquence j'invitai M. Brocchieri à venir expérimenter dans l'un des abattoirs. Il s'agissait de faire la section d'une carotide à un mouton, puis, *au moyen de l'Eau*, de réparer la plaie dans une demi-heure ; il s'agissait, mieux encore, d'enlever une partie du tube de cette artère avec une pince, et de faire reconstruire le tégument enlevé, *encore avec l'Eau* ; de faire, en un mot, ce que les femmes appellent une reprise perdue. M. Brocchieri accepta, et un jour fut pris pour les expériences. Je convoquai plusieurs pairs de France, des généraux, des médecins, des académiciens, des chimistes et même des journalistes pour assister à ces expériences. Elles se firent donc devant un jury véritablement d'élite. »

« Ce que M. Brocchieri avait promis fut merveilleusement exécuté. Les carotides furent complétement réparées : la première en une demi-heure; la seconde, à morceau enlevé, en 35 minutes. Ces expériences ont été renouvelées sept à huit fois, toujours devant des juges compétents, et toujours avec un même succès. » (Réponse de M. Bizet au général Préval, 20 octobre 1845.)

Contre l'avis de quelques médecins, qui affirmaient que l'*Eau Brocchieri* serait sans action sur les blessures humaines, M. Bizet fit faire des essais, et les résultats obtenus furent si satisfaisants qu'une ambulance, dont cette *Eau seule* compose toute la pharmacie, fut établie par ses soins dans chaque abattoir de Paris, à dater du 16 mai 1840 ; et le 1er novembre 1846, 1295 blessures de toute espèce, dont les garçons et maîtres bouchers avaient été atteints (brûlures, coupures, contusions, plaies artérielles, etc.), furent traitées et guéries par le seul usage de l'*Eau Brocchieri*.

« L'*Eau Brocchieri* enlève presque immédiatement la douleur ; elle arrête l'inflammation et empêche la suppuration. Des hommes blessés peuvent reprendre leurs travaux dix à quinze minutes après avoir été pansés, et généralement au bout de quelques heures, vingt-quatre au plus, la guérison est complète. » (Lettre de M. Bizet au général Préval.)

Les faits de cette nature se sont tellement multipliés depuis cette correspondance, qu'ils sont, pour ainsi dire, innombrables, et c'est en reconnaissance de tant de services que les syndics de la boucherie de Paris ont fait frapper une médaille d'or qu'ils sont venus m'offrir en corps.

L'Académie, après avoir acquis la conviction qu'elle peut obtenir aussitôt qu'il lui plaira, ne trouvera-t-elle pas juste d'admettre mes travaux au nombre de ceux qui concourent pour les primes destinées à la récompense des découvertes scientifiques les plus utiles?

Le désir de m'approprier le montant de la rémunération que j'ambitionne est loin de ma pensée. J'emploirai la totalité de ces sommes soit à fonder, dans les divers quartiers de Paris, des ambulances où les blessés seront soignés gratuitement, ainsi que je l'annonce dans l'AVIS FRATERNEL *aux travailleurs des deux sexes*, soit en secours à ceux de ces ouvriers qui manqueraient d'ouvrage.

P. BROCCHIERI, Napolitain,
23, rue Louis-le-Grand.

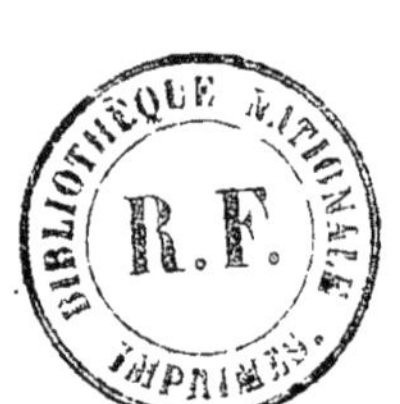

Paris, le 20 mars 1848.

Imprimerie de GUSTAVE GRATIOT, 11, rue de la Monnaie.

www.ingramcontent.com/pod-product-compliance
Ingram Content Group UK Ltd.
Pitfield, Milton Keynes, MK11 3LW, UK
UKHW022151260726
13993UKWH00005B/2300

9 782329 150895